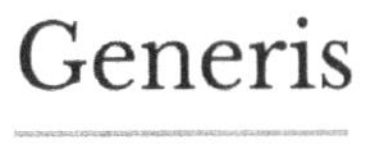

AF409620

ASPECTS ENDOSCOPIQUES ET ANATOMOPATHOLOGIQUES DU CANCER DE L'ŒSOPHAGE DANS L'UNITE D'ENDOSCOPIE DE L'HOPITAL DU POINT « G »
(30 CAS)

Monsieur Fanéké DEMBELE

CIP a Camerei Naționale a Cărții

Fanéké DEMBELE

Aspects endoscopiques et anatompathologiques du cancer de l'dœsophage dans l'unite d'endoscopie de l'hopital du point "G" : (30 cas) / Monsieur Fanéké Dembele. – Chișinău : Generis Publishing, 2020 (Print on demand). – 51 p. : tab.
Referințe bibliogr.: p. 48-50 (19 tit.).

ISBN: 978-9975-3429-5-7

616.329-006-07 D 29

Cover image: www.pixabay.com

Generis Publishing
Online orders: www.generis-publishing.com
Orders by email: info@generis-publishing.com

Je dédie ce travail à :

<u>Aux malades souffrants de cancer de P œsophage *i*</u>

Pour qui j'ai fait ce travail dans le but d'apporter un plus dans leur lutte pour l'amélioration de leur survie.

<u>Mon père : Fanéké DEMBELE (In mémorium)</u>

J'aurais souhaité partager avec toi ces moments de joie . Mais comme le dit l'adage « l'homme propose , Dieu dispose ».
Tu as semé la moisson sans attendre la récolte .Dors en paix cher père.

<u>Ma Mère : Oumou SOUCKO</u>

Ta générosité et ton affection maternelles envers toute personne , ton courage et ton sens de l'humilité ont fait de toi une femme exceptionnelle dans le foyer et appréciée de tous.. Les mots me manquent pour te qualifier, toi qui faisais tant de soucis et de craintes pour tes enfants.
Ce travail est la concrétisation de tous les efforts que tu as déployés pour nous.
J'espère qu'il répondra à tes attentes.
Trouves ici l'expression de mon amour et de ma profonde reconnaissance.

<u>Mon Oncle: Karim DEMBELE dit Fakourou :</u>

Je te remercie pour tous les sacrifices consentis pour moi jusque là. trouves ici l'expression de ma profonde reconnaissance.

ABREVIATION

AEG : Altération de l'état général

Coll : al collaborateurs

ECBU : Examen cyto bactériologique des urines

FMPOS : Faculté de médecine de pharmacie et d'odontostomatologie

INRSP : Institut National de Recherche en Santé Publique

NFS : Numération Formule Sanguine

OMI : Œdème des Membres Inférieurs

OMS : Organisation Mondiale de la Santé

ORL : Oto-Rhino-Laryngologie

RGO : Reflux gastrooesophagien

SCM :Squamous Cell Carcinoma

TCK : Test Céphaline Kaolin

TC : Temps de Coagulation

TNM : Tumeur, Nodule, Métastases

TS : Temps de Saignement

VS : Vitesse de sédimentation érythrocytaire

SOMMAIRE

CHAPITRE I : INTRODUCTION

INTRODUCTION :

Le cancer de l'œsophage est une affection extrêmement grave. Le mauvais pronostic de ces cancers est lié au retard diagnostic limitant ainsi la chirurgie qui est le seul espoir thérapeutique.

La fréquence de cancer de l'œsophage a été rapportée par plusieurs auteurs.
Ainsi en France Mauvais et al entre janvier 1991 et juin 1998 ont relevé une incidence annuelle de 12 cancers de l'œsophage [1] et Wijnhoven et al entre janvier 1987 et janvier 1997 ont trouvé une incidence annuelle de 25 cancers de l'œsophage[2]

En Afrique :
Ayite et al au Togo entre 1997 et 1999 ont observé une incidence annuelle de 6,9 cancers de l'œsophage [3].
M'Baye et al au Sénégal ont colligé une incidence annuelle de 10,5 cancers de l'œsophage [4],
Au Mali :
- Touré en 1986 a trouvé 5,42% des cancers de l'œsophage par rapport aux cancers digestifs [5]
- N'Diaye en 2000 a rapporté 16% de ces cancers par rapport aux cancers digestifs [6]
- Koné en 2001 a relevé 7,5% des cancers du cardia par rapport aux cancers digestifs [7] Les aspects endoscopiques et anatomopathologiques du cancer de l'œsophage n'ont pas été détaillés dans ces études.
C'est pour cela qu'il nous a paru utile d'entreprendre une étude dans l'unité d'endoscopie de l'hôpital du point « G ».
Les objectifs de ce travail étaient :

1- Objectif général :

Etudier les aspects endoscopique et anatomo-pathologique des cancers de l'œsophage dans l'unité d'endoscopie de l'hôpital de Point " G ".

2- Objectifs spécifiques :

- Déterminer la fréquence des cancers de l'œsophage dans l'unité d'endoscopie de l'hôpital du Point " G ".

- Décrire les aspects endoscopiques des cancers de l'œsophage dans l'unité d'endoscopie.

- Déterminer les aspects anatomo-pathologiques des cancers de l'œsophage.

CHAPITRE II :

RAPPELS SUR LES CANCERS DE L'ŒSOPHAGE

II. RAPPEL SUR LES CANCERS DE L'ŒSOPHAGE

1. Généralités : Les cancers de l'œsophage sont des tumeurs malignes siégeant sur l'œsophage. Il s'agit de maladies graves de mauvais pronostic [8].
Ils représentent environ 15% des cancers digestifs en Europe [8]. Leur survenue est fortement liée à plusieurs facteurs favorisants, dominés par l'intoxication alcoolo - tabagique [8]. Il s'agit le plus souvent d'un carcinome épidermoïde, plus rarement d'un adénocarcinome [8].

2. Epidémiologie

a) Incidence :

En Europe, le cancer de l'œsophage représente 15% des cancers digestifs. Au Mali, en 1985, selon une étude [5] le cancer de l'œsophage représentait 1,3% de l'ensemble des cancers. Cette fréquence est relativement faible. Elle est comparable à celles de beaucoup de pays Ouest - africains. En Afrique australe, les fréquences du cancer de l'œsophage sont les plus élevées au monde avec 15 à 30% de toutes les tumeurs malignes selon une étude citée par TOURE [5]. Le type histologique est le carcinome épidermoïde dans 90% des cas de cancers œsophagiens [8]

b) Sex-ratio, âge :

En France, pays où l'incidence du cancer de l'œsophage est élevée, les hommes sont 15 fois plus touchés que les femmes [8]. Dans les pays à faible incidence, le sex-ratio est de 4 à 5 hommes pour une femme. Au Mali, une étude menée en 1985 a trouvé un sex-ratio de 2,6 en faveur des hommes [5].
En France, l'âge moyen du diagnostic est de 60 ans, le risque existe à partir de 40 ans. Ce risque devient plus faible après 75 ans [9]. Au Mali, l'âge moyen de survenue se situe au tour de 52 ans [5].

3. Etiologie :

Plusieurs facteurs ont été incriminés dans la survenue du cancer de l'œsophage :

a) Facteurs environnementaux :

- L'alcool : La consommation journalière d'alcool supérieure à 200 grammes multiplierait le risque de survenue du cancer de l'œsophage par 4.
- Le tabac : La consommation de plus de 24 cigarettes par jour multiplierait le risque de survenue de cancer de l'œsophage par 6. Le tabac prisé ou chiqué présente également un très grand risque. Le risque est donc dose dépendant et augmente nettement en cas d'intoxication mixte: il est multiplié par 45 si la consommation est supérieure à 20 cigarettes par jour et de plus de 1 litre de vin par jour [8].
- Les nitrosamines : Elles seraient responsables de l'élévation de l'incidence du cancer de l'œsophage dans les régions chaudes. La transformation des nitrates en nitrosamines sous l'action de la pullulation microbienne, expliquerait le rôle carcinogène des nitrosamines. Cette transformation peut se faire sur les aliments conservés ou être endogène.
La réfrigération des aliments permet d'éviter ce phénomène, et diminué le risque de survenue de cancer de l'œsophage.
- La carence en vitamines A, E et C a été évoquée [8].
- La carence en protéines animales [8].
- Les aliments chauds et autres agressions œsophagiennes d'origine alimentaire (aliments durs).
- La consommation d'aliments très salés.
-La faible consommation de fruits verts et de légumes frais.

b) Les radiations ionisantes : de l'œsophage au cours des radiothérapies d'un organe voisin de l'œsophage : sein, thyroïde, trachée [8].

c) Les maladies précancéreuses de l'œsophage :

- Mégaœsophage ou achalasie ou cardiospasme [8] : Sa transformation maligne est rare.
- Endobrachy - œsophage ou muqueuse de BARETT [8] : Il s'agit d'un remplacement de la muqueuse œsophagienne de type malpighien par une muqueuse gastrique de type glandulaire dans laquelle survient secondairement une métaplasie intestinale puis une dysplasie.
- Les sténoses peptiques et caustiques, surtout après plusieurs années d'évolution et dans les cas de dilatations œsophagiennes répétées.
- Polypes œsophagiens.
- Les dysplasies : Il s'agit de lésions tissulaires par des atypies nucléaires, des

anomalies de différenciation cellulaire et d'une désorganisation de l'architecture normale.
- Les cancers de la sphère ORL sont souvent associés au cancer de l'œsophage dans 8 à 18% des cas [8].
- Papillomavirus.
- Dysphagie sidéropénique (Syndrome de PLUMMER VINSON).

4) ANATOMIE PATHOLOGIQUE :

a) Macroscopie : Le cancer de l'œsophage peut revêtir plusieurs aspects [8] :
☐ Ulcéro - bourgeonnant, le plus fréquent
☐ Ulcéré
☐ Bourgeonnant (polypoïde, végétant)
☐ Infiltrant
Le siège peut être :
☐ Tiers - supérieur dans 20% des cas [8]
☐ Tiers - moyen dans 30% des cas [8]
☐ Tiers - inférieur dans 50% des cas [8]

b) Microscopie : Le cancer de l'œsophage se présente sous deux formes histologiques:

a. Les carcinomes : Représentent 99% des cas de cancer de l'œsophage. Ils comprennent deux types :
- les carcinomes épidermoïdes : Représentent 90% des carcinomes. Ils reproduisent un tissu de type malpighien [8]
- Les adénocarcinomes : Représentent 9% des carcinomes, reproduisent un tissu de type glandulaire (muqueuse de BARETT)

b. Les autres types : Représentent 1% des cancers de l'œsophage. Il s'agit :
- des mélanomes malins
- des sarcomes
- des lymphomes malins

c) Extension tumorale :

a) Extension loco - régionale :

L'infiltration de toute la tunique est précoce, et l'extension se fait longitudinalement à tout l'œsophage et transversalement aux organes de voisinage (médiastin)

c.2) Extension ganglionnaire lymphatique :

Elle est également très précoce avec atteinte des ganglions latéro - tumoraux très fréquemment puis les ganglions du cardia et de la coronaire stomachique, la chaîne cervicale et moins fréquemment, les ganglions trachéo - bronchiques.

c.3) Extension métastatique :

Les métastases sont plus rarement observées à cause de l'évolution rapide de la maladie. Elles se font essentiellement au foie, aux poumons, aux os.

d) Classification TNM de l'OMS :

T = Tumeur.

Tis = Tumeur in situ (pré - invasive)

TO = Cancer cliniquement non décelable

Tl = Cancer envahissant la muqueuse et/ou la sous - muqueuse

T2 = Cancer envahissant la musculeuse propre

T3 = Cancer envahissant l'adventice

T4 = Cancer envahissant les structures adjacentes

-   N = Nodule (ganglion)

NO = Envahissant ganglionnaire non décelable

NI = Envahissant ganglionnaire.

-   **M** = Métastases

MO = Pas de métastases

Ml = Présence de métastases

NB : Les adénopathies néoplasiques cervicales ou cœliaques sont considérées comme des métastases (selon le siège de la tumeur : haut - œsophage ou bas - œsophage)

e) Stadification : 4 stades

Stade 0 = Tis NO MO Stade 1 = Tl NO MO

Stade 2 = Stade 2a = T2 NO MO ou T3 NO MO Stade 2b= T1N1M0 ou T2 N1M0

Stade 3 = T3 N1M0 ou T4 N x MO Stade 4 = Tx Nx Ml

NB : Tx = Tous T, Nx = Tous N

5) Clinique :

a) Signes généraux :
- amaigrissement rapide
- anémie
- fièvre

- asthénie

b) signes fonctionnels :
- Dysphagie : domine le tableau clinique. Elle se manifeste d'abord pour les solides puis à la fois aux solides et liquides, et aboutit rapidement à l'aphagie.
- Régurgitations
- La douleur rétro - sternale doit faire craindre un envahissement d'organe de voisinage.
- Une hématémèse avec méléna ou non
- Toux par inhalation des produits de régurgitation ou liée à une fistule oeso - trachéo = bronchique.

c) Signes physiques : Ils sont rares :

- Un ganglion de Troisier peut exister, de même que d'autres localisations ganglionnaires ; axillaires, cervicales, sous-maxillaires.
- Une hépatomégalie irrégulière
- Une augmentation du volume de l'abdomen en rapport avec l'ascite
- Perte de poids avec OMI

6) Examens paracliniques :
- La fibroscopie oeso-gastro-duodénale est fondamentale au diagnostic : permet d'objectiver la tumeur sous les aspects décrits dans l'anatomie pathologie et de faire des biopsies pour la confirmation histologique.
- Le TOGD montre des images correspondantes aux différents types macroscopiques.
- Echoendoscopie : Permet de préciser l'extension pariétale de la tumeur.
- La radiographie du thorax, l'échographie abdominale évaluent les extensions ganglionnaires et métastatiques au foie et aux poumons.
- Le scanner thoracique, utile au pronostic : apprécie l'extension éventuelle aux organes de voisinage (aorte, arbre trachéo - bronchique), mesure le diamètre de la tumeur, détecte les petites métastases pulmonaires, et suivant certaines coupes permet de détecter des adénopathies cœliaques et des métastases hépatiques.

Dosage des marqueurs tumoraux tel que le SCC (squamous cell carcinoma) utile pour le suivi sous traitement

La numération formule sanguine (NFS) permet d'apprécier l'anémie et contribue au bilan préopératoire.

La fonction respiratoire est évaluée en prévision d'une thoracotomie.

La fonction hépatique évaluée surtout si antécédent éthylique.

7) Diagnostic :

a) Diagnostic positif: Devant toute dysphagie surtout chez un alcoolo-tabagique, une fibroscopie oeso-gastro-duodénale permet de poser le diagnostic en visualisant la tumeur et d'en faire des biopsies.

b) Diagnostic différentiel *:* Il s'agit de toute autre cause de dysphagie. Dans tous les cas l'endoscopie digestive haute redressera le diagnostic.

8) Formes cliniques :

a) Cancer sur endobrachy - œsophage et sténose peptique *:* 10% de cancérisation (adénocarcinome)

b) Cancer sur méga - œsophage : 1 à 13% de cancérisation dans les 10 - 20 premières années (épithélioma malpighien)

c) Cancer sur sténose caustique *:* 2 à 16% de cancérisation dans les 15-20 premières années (épithélioma spinocellulaire)

d) Cancer IN SITU : Cancer superficiel : 7 - 15% des cancers de l'œsophage

9) Complications : il peut s'agir d'une perforation, d'un envahissement médiastinal, d'une surinfection.

10)   Traitement :

a) Buts :

- Traitement curatif : exérèse de la tumeur avec curage ganglionnaire

- Traitement palliatif : lorsque l'exérèse n'est plus possible, permettre un meilleur confort de vie.

- Traitement préventif : arrêt de l'intoxication alcoolo-tabagique, traitement précoce des affections pré disposantes.

b) Moyens et méthodes :

c) b.l) Chirurgie :

Curative : Elle constitue le seul traitement curatif. Elle n'est malheureusement possible que dans 20% des cas. Elle est fonction du siège de la tumeur, de l'état général du patient du bilan d'extension en l'absence de métastases. Il s'agit :
- d'une œsogastrectomie partielle (cancer tiers moyen et tiers inférieur).
- d'une oesophagectomie subtotale (cancer tiers supérieur).
- d'une pharyngo-laryngo-oesophagectomie.
Le rétablissement de la continuité utilise une plastie gastrique ou colique.
- Palliative : Le traitement chirurgical palliatif a pour but de permettre l'alimentation : Il peut s'agir de gastrostomie, de plastie colique.

b.2) Radiothérapie, Chimiothérapie : généralement utilisées comme traitements adjuvants à la chirurgie.
- Les agents cytostatiques les plus utilisés sont la mitomycine C, la cisplatine et le 5 Fluoro-uracile (5 FU).
- Une radiothérapie livre 40 Gy. Elle peut être utilisée exclusivement à visée curative chez des sujets inopérables ayant un cancer de petite taille (Tl ou moins de 5 cm). Ailleurs, elle peut être adjuvante à la chirurgie associée à la chimiothérapie ou à titre palliatif. La curiethérapie endoluminale est en cours d'évaluation [11]

b.3) Traitement endoscopique palliatif: endoprothèse et/ou Laser.

d) Indications :

Cancers des Tiers-inférieur et moyen de l'œsophage :

Stades 1 et 2 : Chirurgie curative avec chimio-radiothérapie adjuvante.
Stades 3 et 4 :
- Chirurgie palliative
- Ou radio-chimiothérapie palliative
- Ou prothèse surtout s'il existe une fistule

11)   Pronostic :

Le pronostic de ces cancers est extrêmement médiocre quelles que soient les modalités thérapeutiques. Ceci est lié au fait que le diagnostic est le plus souvent tardif, à l'extrême précocité de la diffusion lymphatique et à la précarité du terrain sur lequel ce cancer survient. Le pronostic est rapidement effroyable. La survie à cinq ans est fonction du stade évolutif : En Europe il est de 70% pour TIS, 25% pour les Tl, 15% pour les T2 et 0% pour T3 - T4 et 10% en cas d'extension ganglionnaire.

Pour un même stade évolutif, la survie après la chirurgie d'exérèse chute d'un rapport de 30% à 10% selon qu'il y a ou non une extension ganglionnaire

CHAPITRE III :

METHODOLOGIE

III / <u>METHODOLOGIE</u>

1. <u>Type d'étude:</u>
Il s'agit d'une étude rétrospective de dossiers de malades

2. <u>Durée de l'enquête :</u>
Elle s'est déroulée de Mars à Septembre 2001 et a porté sur les registres d'endoscopie digestive haute, les registres de compte rendu d'anatomie pathologique et les dossiers des malades pendant la période allant de Janvier 1990 à Décembre 2000 (soit 11 ans).

3. <u>LIEU:</u>
L'enquête a été effectuée dans l'unité d'endoscopie digestive de l'Hôpital du Point « G », au laboratoire d'anatomie pathologique de l'Institut Nationale de Recherche en Santé Publique (INRSP) du Mali et les comptes rendus d'histopathologie de l'Institut de Médecine Tropicale du Service de Santé des Armées (IMTSSA) de la France.

4. <u>Population étudiée</u>

4.1 **<u>les critères d'inclusion:</u>** Les critères d'inclusion étaient :
- La présence d'une tumeur de l'œsophage à la fibroscopie oeso-gastro duodenale.
- La confirmation histologique de la tumeur.

4.2 **<u>Les critères de non inclusion</u>** N'ont pas été inclus ;
- Les dossiers des malades chez qui le cancer de l'œsophage n'a pas été confirmé par l'anatomopathologie bien que fortement soupçonné par la fibroscopie.

5. <u>Méthodes :</u>

5.1 <u>Elaboration de la fiche d'enquête</u>
La confection a duré huit semaines.
La fiche d'enquête a été testée sur dix dossiers de malades.
Elle comportait quatre volets :
- l'identité du malade (nom, prénom, âge, sexe, résidence, ethnie, profession)
- le motif de l'endoscopie digestive (dysphagie, vomissement, épigastralgie, amaigrissement)
- résultat de l'endoscopie digestive (lésion tumorale, siège, aspect, caractère, volume)
- résultat de l'anatomie pathologique.

5.2 **Procédure de l' enquête :**

Tous les registres d'endoscopie digestive haute de la période allant de janvier 1990 à décembre 2000 de l'unité d'endoscopie de l'hôpital du point « G » ont été consultés à la recherche de tumeur de l'œsophage suspecte de malignité.

Ensuite à partir de leur numéro des registres de l'endoscopie, a été cherché leur numéro de compte rendu dans les registres de l'anatomie pathologique.

Les résultat qui n'ont pas été retrouvé au point « G », ont fait l'objet de recherche dans les registres de compte rendu de l'anatomie pathologique de l'INRSP et de l'Institut de Médecine Tropicale Service de Santé des Armées (IMTSSA).

6. **Saisie et analyse des données**

Elles ont été effectuées sur le logiciel Epi info Microsoft Word version 5.2 Windows.98 Le test statistique utilisé est le test KHI-2 avec les résultats significatifs pour $p < 0,05$.

CHAPITRE IV :

RESULTATS

RESULTATS GLOBAUX

A - aspects épidémiologiques

1°) Fréquence des cancers de l'œsophage dans l'unité d'endoscopie de l'hôpital de Point «G » de 1990 à 2000
- Nombre de fibroscopies effectuées :   47440
- Nombre de cas de cancer dans le service pendant l'étude: 8275
- Nombre de malades présentant un cancer digestif :   676
- Nombre de cas de tumeurs œsophagiennes pendant l'étude   114
- Nombre de malades présentant un cancer de l'œsophage confirmé par l'anatomopathologie: 30

a) Fréquence des cancers de l'œsophage dans l'unité d'endoscopie du point « G » de 1990 à 2000 : 30 cas sur 114 cas suspectés.

b) Fréquence des cancers de l'œsophage confirmés par rapport à l'activité endoscopique : 0,06 %

c) Fréquence des cancers de l'œsophage confirmés par rapport aux cancers digestifs : 4,4 %

d) Fréquence des cancers de l'œsophage confirmés par rapport aux cancers en général:0,36 %

c) L'incidence annuelle : 3 cas par an

2°) <u>Tableau N°1</u> Répartition des malades par année selon la confirmation histologique de cancer de l'œsophage par rapport au nombre de fibroscopie

ANNEE	CONFIRMATION HISTOLOGIQUE DE CANCER DE L'OESOPHAGE	
	Effectif	Pourcentage
1990	3/5127	0,05
1991	4/4529	0,08
1992	5/5706	0,08
1993	4/4703	0,09
1994	1/2269	0,04
1995	* 0/5331	-
1996	3/3940	0,07
1997	1/4505	0,02
1998	2/4103	0,04
1999	1/3746	0,03
2000	6/3911	0,2
TOTAL	**30/47440**	**0,06**

* En 1995 les biopsies n'ont pas été effectuées à cause de panne des pinces à biopsie. 47440 fibroscopies ont été effectuées dans l'unité d'endoscopie de l'hôpital de Point « **G** » pendant la période d'étude. Parmi elles, 30 lésions cancéreuses ont été confirmées par l'histologie.

L'incidence annuelle = 3 cas par an

<u>Tableau n° 2</u> **Répartition des malades en fonction de l'âge**

AGE(ans)	EFFECTIF	POURCENTAGE
14-23	1	3,33
24-33	0	0
34-43	3	10
44-53	5	16,67
54-63	10	33,3
64-73	9	30
74-80	2	6,7
TOTAL	**30**	**100**

33,3 % des malades étaient âgés de 54 - 63 ans

L'âge moyen a été de 58 ±13 ans avec les âges extrêmes de 14 et 80 ans

<u>Tableau n°3</u> **Répartition des malades selon le sexe**

SEXE	EFFECTIF	POURCENTAGE
Masculin	20	66,7
Féminin	10	33,3
Total	**30**	**100**

Le sexe masculin a été le plus représenté avec 20 cas soit 66,7 % Le sex-ratio était de 2 en faveur des hommes p = 0,0000

<u>Tableau N° 4</u> : **Répartition des malades selon l'occupation**

LIEU DE NAISSANCE	EFFECTIF	POURCENTAGE
Kayes	8	26,66
Koulikoro	7	23,33
Sikasso	6	20,0
Mopti	3	10,0
Bamako	3	10,0
Tombouctou	1	3,3
Gao	1	3,3
Ségou	1	3,3
Total	**30**	**100**

<u>**Tableau n°5 : Répartition selon le lieu de naissance des malades**</u>

Occupation	EFFECTIF	POURCENTAGE
Femmes au foyer	10	33,4
Cultivateur	8	26,8
Commerçant	3	10,0
Retraité	3	10,0
Administrateur	1	3,3
Elève	1	3,3
Policier	1	3,3
Couturier	1	3,3
Financier	1	3,3
Vétérinaire	1	3,3
Total	30	100

Les Femmes au foyer et les cultivateurs étaient plus représentés respectivement 33,3% et 26,7%

<u>**Tableau n°6 : Répartition des malades selon le lieu de résidence**</u>

LIEU DE RESIDENCE	EFFECTIF	POURCENTAGE
Bamako	15	50
Kayes	4	13,33
Koulikoro	4	13,33
Sikasso	3	10
Mopti	2	6,66
Ségou	1	3,33
Gao	1	3,33
Total	**30**	**100**

Les résidents de Bamako ont dominé cette série avec 50 %

Les natifs de Kayes ont été les plus représentés soit 26,7 % suivis de Koulikoro et Sikasso respectivement 23,3 % et 20 %

<u>**Tableau n° 7**</u> **: Répartition des malades selon les circonstances de découverte**

CIRCONSTANCE DE DECOUVERTE	EFFECTIF	POURCENTAGE
Dysphagie	16	53,4
Epigastralgie	3	10,0
Epigastralgie + vomissement	2	6,9
Dysphagie + épigastralgie	1	3,3
Dysphagie + Nausée	1	3,3
Dysphagie + œsophagite hiatale	î	3,3
Dysphagie + vomissement postprandial	1	3,3
Dysphagie + vomissement incoercible	1	3,3
Epigastralgie + hoquet	1	3,3
Epigastralgie + vomissement AEG	1	3,3
Hémorragie digestive	1	3,3
Reflux gastro - œsophagien	1	3,3
Total	**30**	**100**

La dysphagie était retrouvée chez 53,4% des malades. Elle était associée à d'autres signes dans 13,1%. Au total la dysphagie était retrouvée chez 66,5% des malades.

B/ <u>Aspects endoscopiques</u>

<u>Tableau n° 8</u> : Répartition des malades selon le siège du cancer de l'œsophage

SIEGE CANCER	EFFECTIF	POURCENTAGE
1/3 Inférieur	14	46,6
1/3 supérieur+1/3 Moyen	5	16,7
1/3 Moyen	4	13,4
1/3 !inférieur+l/3 Moyen	2	6,7
Cardia	2	6,7
1/3 Supérieur	1	3,3
1/3 Inférieur+1/3 supérieur	1	3,3
1/3 Inférieur +1/3 Moyen +1/3 sup.	1	3,3
Total	**30**	**100**

46,6% des malades présentaient un cancer situé au niveau du 1/3 inférieur de l'œsophage.

<u>Tableau n° 9 :</u> Répartition des malades selon la taille des tumeurs

TAILLE (cm)	EFFECTIF	POURCENTAGE
2	4	13,3
3	4	13,3
4	1	3,3
5	2	6,7
6	4	13,3
7	7	23,3
8	5	16,7
9	3	10,0
Total	**30**	**100**

50% des tumeurs avaient une taille supérieure ou égale à 7 cm

<u>**Tableau n° 10 : Répartition des malades selon l'aspect macroscopique des tumeurs**</u>

ASPECT DU CANCER	EFFECTIF	POURCENTAGE
Bourgeonnant	14	47
Ulcéro - Bourgeonnant	3	10
Ulcéré	7	23
Ulcéro - infiltrant	2	7
Infiltrant	3	10
Infiltrant + Bourgeonnant	1	3
Total	**30**	**100**

60 % des cancers présentaient un aspect bourgeonnant isolé ou associé à d'autres aspects. Parmi ces aspects macroscopiques, il y avait 20 cas de sténose (67%) dont une sténose serrée dans 6 cas (20%).

CARACTERE DE LA TUMEUR	EFFECTIF	POURCENTAGE
Régulier	6	20
Irrégulier	24	80
Total	**30**	**100**

80 % des malades présentaient un caractère irrégulier de la tumeur.

Taille (cm) / Aspect endoscopique	2	3	4	5	6	7	8	9	TOTAL
Bourgeonnant	1/14 7,14%	1/14 7,14%	1/14 7,14%	-	2/14 14,28%	4/14 28,57%	2/14 14,28%	3/14 21,42%	14/14
Ulcéré	1/7 14,28%	2/7 28,50%	-	-	2/7 28,50%	1/7 14,28%	1/7 14,28%	-	7/7
Ulcéro- bourgeonnant	2/3 66,7%	-	-	-	-	-	1/3 33,3%	-	3/3
Ulcéro infiltrant	-	-	-	1 12	-	-	i n	-	2/2
Infiltrant	-	1/3 33,3%	-	1/3 33,3%	-	1/3 33,4%	-	»	3/3
B ourgeonna-infiltrant	-	-	-	-	-	1/1	-	-	1/1

Tableau 12 : Répartition des malades selon l'aspect endoscopique et selon la taille

64,27 % des aspects bourgeonnants avaient une taille supérieure ou égale à 7 cm.

~ p = 0,0000

35

Tableau 13 : Répartition des malades selon l'aspect endoscopique et selon le siège

Siège Aspect endoscopique	1/3 Inf	1/3 Inf + 1/3 Moyen	1/3 inf+ 1/3 moyen + 1/3 supérieur	Cardial	1/3 moyen	1/3 moyen + 1/3 supérieur	1/3 supérieur	TOTAL
Bourgeonnant	5/14 35,7 %	1/14 7,14%	2/14 14,28%	1/14 7,14%	1 /14 7,14%	3/14 21,42%	1/14 7,14%	14/14
Ulcéré	5/7 71,4%					2/7 28,6%		7/7
Ulcéro- bourgeonnant	2/3 66,7 %	-	-	-	1 /3 33,3%	-	-	3/3
Ulcéro- infiltrant	1/2	-	-	-	1/2	-	-	2/2
Infiltrant	1/3 33,4%	1/3 33,3%	-	1/3 33,3%	-	-	-	3/3
Bourgeonnant infiltrant	-	-	-	-	1/1	-	-	1/1

71,4 % des localisations au 1/3 inférieur correspondent à des aspects ulcérés, p - 0,0000

<u>**Tableau 14**</u> **: Répartition des tumeurs selon la présence de l'endobrachyœsophage**

Endobrachyœsophage	EFFECTIF	POURCENTAGE
Présent	7	23,33
Absent	23	76,67
Total	**30**	**100**

L'endobrachyœsophage était retrouvé dans ***23,33%*** dans notre série soit 7 cas sur 30.

Cl <u>**Aspect histologique**</u>

<u>**Tableau n°15 :**</u> **Répartition des malades selon le type histologique**

TYPE HISTOLOGIQUE	EFFECTIF	POURCENTAGE
Carcinome épidermoïde	23	76,7
Adénocarcinome	7	23,3
Total	**30**	**100**

Le carcinome épidermoïde était prédominant.

<u>**Tableau n °16 :**</u> **Répartition des types histologiques selon le degré de différenciation**

Type histologique	CARCINOME	ADENOCARCINOME
CARACTERE	**EFFECTIF (%)**	**EFFECTIF (%)**
Bien différencié	20/23 (86,95 %)	6/7 (85,72%)
Peu différencié	3/23 (13,05%)	1/7 (14,28%)
TOTAL	23	7

Le caractère bien différencié a été fréquemment retrouvé quelque soit le type cellulaire

p = 1,0000

<u>Tableau n°17</u> : **Répartition des types histologiques selon 1 'âge**

AGE (ans)	ADENOCARCINOME	CARCINOME EPIDERMOIDE	TOTAL
	EFFECTIF (%)	EFFECTIF (%)	
14-23	0/1 (0%)	1/1 (100%)	i/i
24-33	0/0 (0%)	- (0%)	0
34 - 43	0/3 (0%)	3/3 (100%)	3/3
44-53	1/5 (20%)	4/5 (80%)	5/5
54-63	2/10 (20%)	8/10 (80%)	10/10
64-73	2/9 (22,22%)	7/9 (77,78%)	9/9
74-80	2/2 (100%)	0/2 (0%)	2/2

Les carcinomes épidermoïdes étaient plus fréquents chez les sujets jeunes. Par contre les adénocarcinomes étaient fréquents chez les sujets âgés.

<u>Tableau n° 18 :</u> **Répartition des types histologiques selon le siège**

SIEGE	ADENOCARCINOMES	CARCINOMES
	EFFECTIF (%)	EFFECTIF (%)
1/3 Inférieur	6/30 (20%)	8/30 (26,67%)
1/3 Moyen	0/30 (-)	4/30 (13,33%)
Cardia	0/30 (-)	2/30 (6,67%)
1/3 Inf+1/3 Moyen + 1/3	0/30 (-)	2/30 (6,67%)
1/3 Supérieur	0/30 (-)	1/30 (3,33%)
1/3 Moyen + 1/3 Inférieur	0/30 (-)	2/30 (6,67%)
1/3 Supérieur + 1/3	1/30 (3,33%)	4/30 (13,33%)
TOTAL	30/30 (100%)	

Les carcinomes épidermoïdes étaient présents au niveau de tous les sièges.

Tableau n° 19 : Répartition des types histologiques selon le sexe

SEXE	MASCULIN	FEMININ	TOTAL
	EFFECTIF (%)	EFFECTIF (%)	
ADENOCARCINOME	6/20 (30%)	1/10 (10%)	7/30 (23%)
CARCINOME EPIDERMOÏDE	14/20 (70%)	9/10 (90%)	23/30 (77%)
TOTAL	20/20	10/10	30/30 (100%)

Les carcinomes épidermoïdes étaient également fréquents dans les deux sexes

Tableau n° 20 : Répartition des types histologiques selon la taille

TAILLE	ADENOCARCINOME	CARCINOMES EPIDERMOÏDES	TOTAL
	EFFECTIF (%)	EFFECTIF (%)	
2	0/30 (-)	4/30 (13,33%)	4/30 (13,33%)
3	1/30 (3,33%)	3/30 (10%)	4/30 (13,33%)
4	0/30 (-)	1/30 (3,33%)	1/30 (3,33%)
5	1/30 (3,33%)	1/30 (3,33%)	2/30 (6,67%)
6	2/30 (6,67%)	2/30 (6,67%)	4/30 (13,33%)
7	0/30 (-)	7/30 (23,34 %)	7/30 (23,34%)
8	2/30 (6,67%)	3/30 (13,33%)	5/30 (20%)
9	1/30 (3,33%)	2/30 (6,67%)	3/30 (10%)
TOTAL	7/30	23/30	30 (100%)

La fréquence élevée du type épidermoïde était présente au niveau de toutes les tailles.

<u>**Tableau n° 21**</u> **: Répartition des types histologiques selon l'aspect endoscopique**

SELON L'ASPECT	ADENOCARCINOMES	CARCINOMES EPIDERMOIDES
	EFFECTIF (%)	EFFECTIF (%)
Bourgeonnant	3/7 (42,88%)	11/23 (47,82%)
Infiltrant	1/7 (14,28%)	2/23 (8,6%)
Ulcéré	1/7 (14,28%)	6/23 (26,38%)
Infiltrant + Bourgeonnant	0/7(0%)	1/23 (4,3%)
Ulcéré + Bourgeonnant	1/7(14,28%)	2/23 (8,6%)
Ulcéré + Infiltrant	1/7 (14,28%)	1/23 (4,3%)
TOTAL	7	23

L'aspect bourgeonnant a été fréquemment retrouvé quelque soit le type cellulaire, p = 0,2324.

CHAPITRE V :

COMMENTAIRES - DISCUSSIONѵ

DISCUSSION

Notre étude a consisté en un recensement des dossiers des patients atteints de cancer de l'œsophage évoqué à l'endoscopie et confirmé par l'examen anatomopathologique du prélèvement biopsique effectué au cours de l'endoscopie.

Nous avons ainsi colligé 30 cas de cancer de l'œsophage pendant une période de 11 ans.

84 malades n'ont pas été inclus dans notre étude . Certains de ces malades n'ont pas eu de biopsie au moment de l'endoscopie, en raison de la panne de pince, notamment en 1995.

Les autres malades n'avaient pas fait acheminer les prélèvements au laboratoire d'anatomie pathologique. Ce fait pourrait expliquer la taille réduite de notre échantillon.

La fréquence du cancer de l'œsophage est sous estimée dans notre étude à cause du nombre élevé des malades non inclus.

Nous avons colligé 30 cas de cancer de l'œsophage sur un total de 47.440 fibroscopies effectuées dans 1 'unité d'endoscopie soit une fréquence globale de 0,06% et une incidence annuelle de 3 cas par an.

Ayite et al [3] au Togo ont observé sur 117 sténoses intrinsèques de l'œsophage dont 83 cancers de l'œsophage (70,94 %) en 12 ans (1997 - 1999). soit une incidence annuelle de 6,9 cas par an

M'Baye et al [4] au Sénégal ont colligé 21 observations de cancer de l'œsophage en deux ans (1996 - 1998) soit une incidence annuelle de 10,5 cas par an .

Le cancer de l'œsophage représente 4,4 % (30 sur 676) de l'ensemble des cancers digestifs diagnostiqués dans Trinité endoscopique dans la même période.

N' diaye [6] au Mali a rapporté 16 % des cancers de l'œsophage par rapport aux cancers digestifs, tous confirmés.

- TOURE [5] au Mali a trouvé 5,42 % de ces cancers par rapport aux cancers digestifs. KONE [7] au Mali a relevé 7,5 % des cancers du cardia par rapport aux cancers digestifs.

- Mauvais et al en France ont relevé 92 cas en 7 ans et 6 mois (entre Janvier 1991 et Juin 1998) soit environ 12 cas par an, une moyenne plus élevée que la nôtre [1].

- Wijnhoven et al en France ont noté de Janvier 1987 à Janvier 1997, 252 patients présentant un adénocarcinome du bas œsophage et du cardia soit une incidence annuelle de 25 cas [2].

L'âge moyen dans notre série était de 58 ± 13 ans. Cet âge est superposable à celui rapporté par deux études Togolaises : [3,12].

Dans notre série le plus jeune âge est de 14 ans. Cet âge jeune était rapporté par Ayite et al au Togo [12] à 5 ans.

Notre série est constituée de 20 hommes et de 10 femmes . Le sexe ratio est égal à 2 en faveur des hommes. Cette prédominance masculine est classique .

En effet KONE [7] a trouvé 9 hommes contre 3 femmes avec sex-ratio égal à 3.

La même constatation a été faite par Traoré [13] avec une prédominance masculine et un sex-ratio à 2,6.

Les femmes au foyer (33 %) des cas et les cultivateurs (26,7 %) étaient les couches socio économiques les plus fréquentes.

Cette même constatation à été fait en Côte d'ivoire par Koffi et al [14] qui ont signalé également que les couches socioprofessionnelles les plus touchées étaient représentées par les ménagères (38,8%) et les planteurs (22,2%).

La fréquence élevée de la dysphagie, de l'épigastralgie et des vomissements dans notre série est également rapportée par la littérature [4,7,15,16].

Nous avons constaté une prédominance de localisation au niveau du tiers inférieur de l'œsophage. Ce qui a été rapporté par une étude antérieure réalisée au Mali par N'DIAYE [6].

De même Peghini et al [17] ont trouvé que la localisation au tiers inférieur était prédominante.

L'aspect Bourgeonnant est plus fréquent dans notre série comme dans la plupart des études africaines [3,16], tandis que dans la série de M BAYE et al [4] c'est l'aspect ulcéreux qui prédomine

L'endobrachyoesophage (EBO) est retrouvé dans 23,33% dans notre série. Les études sont rares sur l'endobrachyoesophage. Bouvry [18] en a rapporté 10%, diagnostiqué à l'endoscopie et survenu sur les œsophagites peptiques. Par ailleurs il signale dans son étude que cette lésion s'associe souvent à des ulcérations et/ou à une sténose siégeant à l'union des deux muqueuses. Toujours pour Bouvry un adénocarcinome complique l'EBO dans 10 à 20% des cas.

Le caractère irrégulier des lésions cancéreuses était de loin le plus fréquemment rencontré dans notre série comme dans celle de Koné [7].

Le carcinome épidermoïde est le type histologique le plus fréquemment rencontré
(76,7 % des cas). Cette constatation est faite par N'Diaye au Mali [6] : 68,7 %
Peghini et al [17] au Sénégal (91 %) et Peghini au Madagascar [19] 80 % .
Au Mali une étude antérieure effectuée par Traoré et al [20] n'a pas mis en évidence
la présence d'adénocarcinome. Dans leur série il s'agit uniquement de carcinome
épidermoïde dans 100 % des cas . Mais leur étude concerne un échantillon réduit de
cancers de l'œsophage.

Quant au degré de différenciation nous n'avons pas trouvé de différence significative
entre la fréquence des carcinomes épidermoïdes bien différenciés et celle des
adénocarcinomes bien différenciés. Contrairement à ce qui est rapporté par Ayité et
al [12] où la fréquence des carcinomes épidermoïdes bien différenciés (78,8%) était
supérieure à celles des adénocarcinomes bien différenciés (62,5%)

CHAPITRE VI :

CONCLUSION ET RECOMMANDATIONS

VI <u>CONCLUSION ET RECOMMANDATIONS</u>

6-1- <u>CONCLUSION</u> :

Au terme de notre étude, le cancer de l'œsophage n'est pas rare au Mali. Il est découvert à un stade tardif, car la plupart des malades présentaient un signe de sténose, une dysphagie, un amaigrissement et des vomissements.

Ce cancer se présente au plan endoscopique une prédominance des formes bourgeonnantes (60%).

Le type histologique dominant est le carcinome épidermoïde (76,16%). Toutefois la fréquence des adénocarcinomes n'est pas négligeable (23%).

L'œsophage de Barret est fréquemment rencontré dans notre série car 23% des cancers sont survenus sur muqueuse de Barret.

6-2 - <u>Recommandations</u> :

Nous recommandons :

<u>Aux autorités socio sanitaires:</u>

- De multiplier les centres d'endoscopie dans le but de les rendre accessibles à la majeure partie de la population
- D'encourager la formation des endoscopistes.

<u>Aux responsables des hôpitaux :</u>

- De mettre en place un système d'acheminement des biopsies de l'hôpital vers le service d'anatomie pathologique
- De mieux équiper les centres d'endoscopies existants.

<u>Aux médecins à la périphérie :</u>

- De demander systématiquement une fibroscopie digestive haute devant une symptomatologie digestive haute.

<u>A la population:</u>

- Avoir le réflexe de la consultation médicale précoce.
- Lutter contre l'intoxication alcoolo-tabagique.
- Privilégier les habitudes alimentaires qui freinent le développement du cancer.

CHAPITRE VIII :

REFERENCES

REFERENCES

1 - Mauvais F, Sauvan et A, May lin V, Paye F, Cunhasu SA, Dugué L, et coll.
Traitement de radénoearcinome du bas œsophage et du cardia résection avec ou sans thoracotomie.
Ann clin 2000 ; 125 : 222 - 30.

2 - WIJINHOVEN BPL, Siersema PD, HOP WCJ, Van Dekken H, Tilumus HW.
Adénocarcinome of the distal oesophages and gastric cardia are one clinical entitd Association Française de chirurgie.
—B J of surgery 1999; 86 : 529 - 535.

3 - Ayite A*, Amedognoto MD, Redah D**, Napo - Koura G***, AgbetruA**.**
Sténoses œsophagiennes;Données étiologiques de 123 cas au CHU de Lomé (Togo)
Med Afr Noire 1995; 12: 654-659.

**4 - PS Mbaye, Michel G , Foll F , Barberet G, Diakhaté I, Cellier C .,. Klotz F,
JL Perret.**
_ Cancer de l'œsophage au Sénégal : une double population.
Med Trop 1999 ; 59 : 82 - 105 P.

5 - TOURE A.
Contribution à l'étude des cancers au Mali : A propos d'une étude statistique de 1378 cas. These, Med, Bamako, 1986 ;N°6.

6 - N^TDiaye M.
Cancers du tube digestif en milieu hospitalier : Aspects épidémiologiques, cliniques et pronostiques.
-   These, Med, Bamako, 2000 ; N°102.

7 - Koné MS.
la chirurgie des Cancers du cardia en chirurgie "A" de l'hôpital du point "G"(à propos de 12 cas)
These, Med, Bamako, 2001; N°8.

8 - Boutron - Ruauit MC.
Alimentation et carcérogenèse colo-rectale : données récentes.
GastroenterolClin Biol 1999 ;23 :B 135-B 141

9 - Douane G.
Cancer de l'œsophage au CHU de Treichville A propos de 25 cas en 10 ans These, Med, Abidjan, 1979 ; N° 20.

10- Peghini M, Rajoanarison P, Pecarresse JL, Razafindramboa H, Richerd J, Morin D.
Épidémiologie des cancers du tube disgestif à Madagascar : Apport de 14 000 endoscopies effectuées au centre hospitalier de Soaviandriana à Antananarivo.
Med Afri Noire 1997, 44 : 518 - 521.

11- Claudel - Bonvoisin S ; Rocher F, Arnaud MP, Salerno N, Ronestaing P, Isoard B et Coll.
Curiethérapie à haut débit de dose dans le traitement du cancer de l'œsophage.
Gastroenterol Clin Biol 1993 ; 17 : 771.

12- Àyite À, Dosseh E , Etey K, Lawani I, James K, Kpodzro K»
Épidémiologie descriptive des cancers chirurgicaux au CHU de Lomé (Togo) . Med Afr Noire 1998; 4: 259-262.

13- TRAORE A.
Contribution à l'étude des cancers au Mali (à propos d'une étude statistique de 1378 cas).
These Med Ramalcn 1985' N°6

14- Koffi E et Kouassi JC.
Cancer gastrique : Aspect épidémiologique et prise en charge en milieu tropical :
—Med Afri Noire 1999 ; 40 : 52 - 55.

15- TOURE FD.
Contribution à l'étude anatomo clinique des pathologies oesophagiennes au centre d'endoscopie digestive de Bamako (à propos de 612 cas)
These , Med, Bamako, 1991; N° 5.

16- N kadjoh, Hountondji A, Addara B.
_ Apport de l'endoseopie au diagnostic des affections oesogastro-duodénales en milieu tropicale annales de gastro - enterologie et d'hepatologie.
Med Trop 1991; 27 : 261 - 267.

17- Peghini M, Barabe P, Touze J F, Morcilla R ,Veillard JM, Diognel, Eynard JP,
- Diallo A, Gueye PM, Mbaye. PS, Wade B.
Épidémiologie des cancers du tube digestif au Sénégal : Apport de 18 000 endoscopies effectuées à l'hôpital principal de DAKAR.
Med Trop 1990,20 : 205-208.

~ 18 - **Bouvry M .**

Reflux gastroesophagien. In : Godeau P, Piette J-C, Herson S. Traité de médecine.

Paris, Flammarion ; 1987 : 1655 -1657 P.

19 - TRAORE HA, HAÏGA MY, TOURE F, DEMBELE M, DIALLO D, DIALLO AN PICHARD E, GINDO A.
Contribution à l'étude anatomo clinique des pathologies oesophagiennes au centre d'endoscopie digestive de Bamako. (A propos de 612 cas).
Med chir Dig 1993 ; 22 : 361-363.

**ETUDE ENDOSCOPIQUE ET ANATOMOPATHOLOGIQUE DU
CANCER DE L'OESOPHASE DANS L'UNITE D'ENDOSCOPIE DE
L'HOPITAL
DU POINT « G »**

FICHE D'ENQUETE N° ....
I Données socio-démographiques
Q1 : Nom : ....Prénom :...............
Q2 : Age:...............................
Q3 : Sexe :...............................
Q4 : Profession :.......................................
Q5 : Ethnie : ....
Q6 : Lieu de naissance : ....
Q7 : Lieu de résidence : ....
II - Circonstances de découverte de cancer :
Q8 : Dysphagie : ..../....../
1 : Oui   2 : Non
Q9 : Epigastralgie : ..../........./
1 : Oui   2 : NOn
Q10 : Douleur rétrosternale : ..../........./
1 : Oui   2 : Non
Qll : Hémorragie digestive :.................................../.........../
1 : Oui   2 : Non
Q12 : Systématique :.../....../
1 : Oui   2 : Non
Q13 : Autres à préciser : ....